AF392799

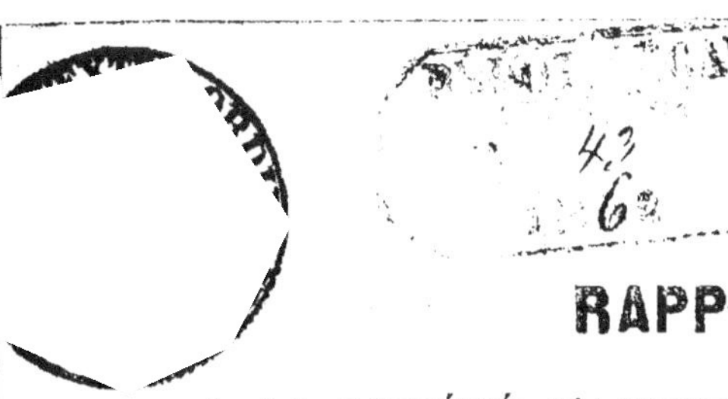

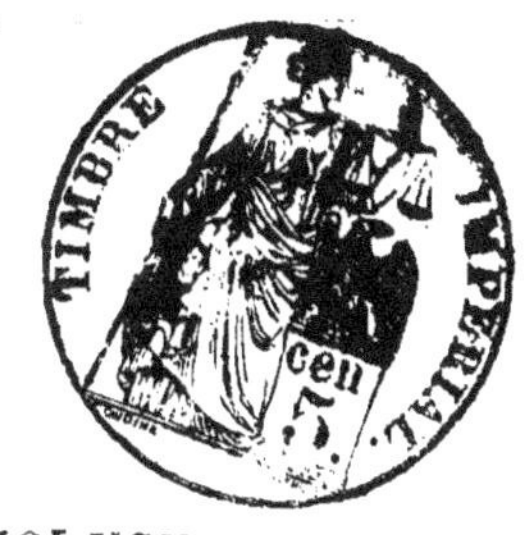

RAPPORT

A LA SOCIÉTÉ D'AGRICULTURE DE VAUCLUSE

SUR LA NÉCESSITÉ D'UNE LOI

RELATIVE A L'EXERCICE DE LA MÉDECINE VÉTÉRINAIRE.

Séance du 7 janvier 1862.

MESSIEURS,

Le Sénat, dans sa séance du 21 avril, a daigné s'occuper d'une question dont la solution intéresse à la fois les vétérinaires et les agriculteurs. Il s'agissait de la règlementation légale de la médecine vétérinaire, ou, en d'autres termes, des mesures à prendre pour réprimer les abus de l'empirisme.

Cette discussion, provoquée par plusieurs pétitions adressées au premier corps de l'État, par quelques Sociétés vétérinaires des départements du nord et du centre de la France, a été l'occasion de protestations énergiques en faveur des services rendus par la médecine vétérinaire, de la part d'orateurs aussi éminents par leur savoir que par leur position sociale. M. le comte de Beaumont, M. de Ladoucette, S. Ém. le cardinal Donnet, le général de Grouchy, parlant au nom de la commission, ont conclu au renvoi de ces pétitions à LL. Ex. les Ministres de l'Agriculture et de l'Intérieur. Le Sénat a pris une délibération conforme à ces conclusions.

Le corps vétérinaire a déjà, par la voie de la presse, exprimé toute sa reconnaissance aux hommes qui lui ont donné les témoignages les moins équivoques de leur bienveillance. Il a rendu justice au bon vouloir de S. Ex. le Ministre de l'Intérieur à propos d'une circulaire adressée à MM. les Préfets; où il est recommandé à ces fonctionnaires de sévir contre les empiriques, les hommes aux sortilèges, comme on sévit contre ceux qui exercent la médecine humaine sans brevet. Ma-

lheureusement, malgré ces marques de sympathies, malgré
les mesures déjà prises, il est obligé d'avouer qu'il n'est pas
suffisamment tranquillisé sur les dangers qui menacent ses
intérêts professionnels ; et cela, parce que si les dispositions
générales de la loi défendent à chacun de prendre un titre
qui ne lui appartient pas, il n'est aucune loi spéciale qui inter-
dise l'exercice de la médecine vétérinaire sans diplôme. Par con-
séquent les avantages attachés au titre lui-même sont tout-à-fait
illusoires. Cette position anormale justifie pleinement nos réclamations ; et nous sommes d'autant plus autorisés à les formuler que les titulaires de la médecine humaine jouissent
depuis long-temps d'une loi protectrice que nous n'avons pas
encore obtenue, quoique nous soyons placés dans des conditions parfaitement identiques.

Nous avons certainement une confiance entière dans la sollicitude du gouvernement. Mais si quelque chose devait affaiblir
nos espérances dans un avenir meilleur, ce serait les déceptions déjà éprouvées en 1829, 1842, 1848 et 1854, époques auxquelles la même question fut agitée et la loi toujours
ajournée. Quels furent alors les motifs de ces ajournements ?
Il faut moins les chercher dans les arguments opposés aux
partisans de l'opportunité, qu'à la force d'inertie résultant
d'une trop faible manifestation de l'opinion publique. Les lois
étant l'expression de la volonté générale, l'un des devoirs les
plus impérieux des gouvernements, l'une des nécessités les
plus inhérentes à leur conservation, est de consulter les divers échos de l'opinion. Or, si l'interrogation reste sans ré-
ponse, si les échos restent muets, il ne faut pas s'étonner de
ces fins de non-recevoir qui éloignent les difficultés sans les
résoudre.

Aux époques dont je viens de citer les dates, les vétérinaires seuls exprimèrent leurs vœux ; et même ne les exprimèrent pas avec cette unanimité qui caractérise l'esprit de
corps. L'agriculture moins avancée, et moins éclairée sur

l'importance du capital que représente le bétail, resta complè-
tement étrangère à ces débats. Aujourd'hui que la discussion
du Sénat vient raviver nos espérances, nous avons compris
qu'il fallait éviter l'écueil que je viens de signaler en appelant
tous les intéressés à la discussion : les Sociétés d'Agriculture
aussi bien que les Sociétés vétérinaires. Et si je vous saisis
en ce moment de cette question, ce n'est pas en vertu de mon
initiative personnelle, mais comme mandataire moral du corps
vétérinaire tout entier, et comme mandataire effectif de la
Société vétérinaire du département de Vaucluse.

Qu'il me soit donc permis de vous exposer en quelques
mots les motifs de la loi que nous sollicitons ; les avantages
qui doivent en résulter non-seulement pour les vétérinaires,
mais pour les agriculteurs ; et enfin, réclamer de votre sollicitude l'expression d'un vœu favorable à sa promulgation.

Pour qu'une loi ait sa raison d'être, il faut qu'elle soit
légitime, morale, nécessaire et opportune.

Une loi est légitime lorsqu'elle est appelée à protéger des
droits légitimement acquis. Personne n'oserait contester ceux
qui résultent d'un diplôme laborieusement gagné par plusieurs
années d'études, par des sacrifices imposés aux familles. S'il
en était autrement, comment expliquer la nécessité des dé-
penses que s'impose l'État pour l'entretien de trois Écoles
Vétérinaires ?

Aussi n'est-ce point là la question en litige. Tout le monde
s'accorde à reconnaître que les titulaires du diplôme ont seuls
le droit de se prévaloir du titre qu'il leur confère. Mais en
fait il est une distinction très-importante à faire. Il faut sépa-
rer le droit de la possession réelle ou effective. Je ferai comprendre ma pensée par un exemple : Supposez un instant la
création d'une Société en commandite, dont les gérants après
avoir livré aux actionnaires des titres d'actions, auraient la
faculté de distribuer des dividendes à tous ceux qui se pré-
senteraient, actionnaires ou non. Il y aurait là certainement

l'existence d'un titre , d'un droit indéniable ; mais ceux qui auraient rempli certaines obligations pour l'acquérir n'en au- raient pas la possession réelle ou absolue puisqu'ils ne seraient plus avancés en fait que ceux qui ne seraient munis d'aucun titre.

Pour nous l'obligation à remplir , ce qui représente la som- me versée entre les mains des gérants de la Société en com- mandite , c'est l'épreuve du concours ; le diplôme est le titre d'actions , et les avantages qui y sont attachés sont représen- tés par les dividendes à distribuer. Or , le seul avantage atta- ché au diplôme , consistant dans le droit d'exercer librement la médecine vétérinaire; si tout le monde jouit de ce droit ; il y a là un déni de justice , un préjudice à la fois moral et ma- tériel porté aux titulaires.

Et qu'on ne se figure pas, Messieurs , que cette assertion soit le résultat d'une conception spéculative. Nous avons vu et nous voyons tous les jours de jeunes gens sortis des écoles avec les premiers numéros , dans des conditions de moralité et de savoir qui faisaient concevoir sur leur avenir les meil- leures espérances, s'avouer vaincus dans la lutte qu'ils avaient à soutenir contre l'empirisme au milieu des campagnes. Si vous comprenez toutes les souffrances morales de l'homme instruit , (et l'instruction est aujourd'hui à un niveau assez élevé dans le corps vétérinaire); si vous comprenez, dis-je , toutes les déceptions qui viennent assaillir le jeune homme qui a le sentiment de sa dignité, lorsqu'il se trouve aux prises avec l'empirisme ignorant et grossier , qui capte la confiance d'un public aussi ignorant que lui en trinquant le verre au cabaret , vous ne serez pas étonné du découragement qui le gagne. Vous sentirez les motifs qui le portent à se fixer dans les villes , ou à déserter une profession qui le met dans la nécessité de re- courir à des procédés qui répugnent à la délicatesse et quel- quefois à l'honneur , ou d'accepter un avenir qui ne lui offre que déconsidération et misère.

Cependant à côté du droit qui résulte d'un titre authentique, il y a le droit de la possession, le droit du fait accompli ; ce que j'appellerai le droit des positions acquises. Ce droit là nous sommes les premiers à le reconnaître, tant qu'il ne sera pas contraire à la morale et à l'intérêt public. Il existe parmi les empiriques des hommes d'une intelligence assez cultivée, des praticiens qui, par un travail persévérant, sont arrivés à comprendre quelques-uns des secrets de la science. Si ces hommes là ne sont pas à la hauteur du vétérinaire parce qu'ils n'ont pu avoir dans la vie privée les moyens d'instruction que l'on trouve dans les écoles, ils sont susceptibles cependant de rendre de bons et utiles services. Et pour ceux-là nous voulons une loi transitoire, une loi qui consacre leur passé en respectant leur avenir. Le moyen de le reconnaître serait facile à trouver : il suffirait de les soumettre à un examen peu sévère devant un jury médical établi ad hoc au chef-lieu de chaque département.

A côté de ces hommes de quelque mérite, il s'en trouve d'autres qui n'ont aucune espèce de connaissance, et parmi lesquels nous pourrions placer la plupart de nos maréchaux de village, et même de grandes villes, qui ont plus ou moins la prétention d'empiéter sur les attributions du vétérinaire. Heureux encore lorsque cette prétention n'est pas accompagnée d'une dose de suffisance qui les rend plus ridicules que blâmables. Or, presque tous ne savent pas, ou savent à peine mettre leur nom ; je me demande où et comment ils ont pu acquérir les notions, même les plus élémentaires, de l'art le plus difficile à connaître.

Enfin, il est une troisième classe d'empiriques : la classe des hommes aux sortiléges, des guérisseurs au secret ; en un mot, des sorciers, puisqu'il faut les appeler par leur nom. Oui, Messieurs, en plein dix-neuvième siècle, nous trouvons encore des hommes dont les moyens d'existence ne sont qu'une exploitation continuelle de la crédulité publi-

que. Et cela n'est pas une simple fiction : leur existence est
signalée de toute part. Je pourrais vous en donner mille exem-
ples; je me bornerai à vous en citer un dont j'ai été témoin
oculaire. J'ai vu, dans Avignon même, un de ces guérisseurs
au secret, en présence d'un cheval affecté d'une boiterie chro-
nique, se déchausser et avec l'extrémité de son pied nu,
faire plusieurs signes de croix sur la partie malade en pro-
nonçant quelques paroles sacramentelles. J'étais là avec d'autres témoins auxquels j'avais bien recommandé de ne pas
trahir mon incognito. Il fallut me contraindre pour ne pas
éclater de rire, et j'avoue que le plus ridicule à mes yeux
n'était peut-être pas le sorcier lui-même, mais celui qui l'avait
fait appeler. Eh bien, Messieurs, je vous le demande, lorsque nous sollicitons une loi contre les ignorants et les sorciers notre réclamation n'est-elle pas légitime ?

La *moralité* d'une loi se juge par la moralité des droits
qu'elle protège et l'immoralité des abus qu'elle réprime. En
vous démontrant la légitimité des droits que confère le diplôme,
je vous ai implicitement démontré leur moralité; il me reste
à vous démontrer l'immoralité des abus qui se commettent
sous le couvert d'une tolérance regrettable.

Les rapports du médecin à son client s'effectuent en vertu
d'un contrat moral dont les éléments sont : la science, le savoir
de l'un et l'indemnité pécuniaire de l'autre. Supposez que l'un
des deux accepte les conditions du marché sachant qu'il n'est
pas en mesure de les remplir, sa conduite ne sera-t-elle pas
aussi blâmable que celle du négociant qui, obligé de fournir
une marchandise donnée, ne livrera qu'une matière sophis-
tiquée. Dans le commerce cela s'appellera la fraude; en médecine
l'ignorance vendue pour la science de bon aloi, se nommera
charlatanisme.

L'immoralité des abus de l'empirisme se révèle surtout
lorsque des hommes de la plus complète nullité, sont investis
de la fonction d'expert par des juges, dont l'imprévoyance

est au moins regrettable , pour ne pas dire plus. Nous pourrions mettre sous vos yeux des procès-verbaux d'expert, dont les imperfections de la forme , criblée partout de fautes d'ortographe et de barbarismes, ne le cèdent en rien aux vices du fond. Où l'on rencontre les hérésies scientifiques les plus monstrueuses , les contre-sens les plus déraisonnables. Et ce sont ces pièces qui servent à éclairer la religion des juges ; que dis-je , à détourner les tribunaux de la voie de la justice et de la vérité. Si l'on voulait nier le fait nous pourrions vous soumettre la formule de procès-verbaux tellement excentriques , qu'ils n'ont pu échapper à la publicité. Nous ne voulons pas abuser de vos moments ; mais nous les tenons à la disposition de ceux qui seraient tentés de les lire. N'y a-t-il pas là tous les caractères d'une pratique immorale , puisqu'elle blesse la justice et le droit.

Que dirai-je enfin , de ceux qui se font un marche-pied de la tendance de l'esprit humain au merveilleux ? Pour vous faire connaître leur moralité il me suffira de vous faire remarquer que leurs manœuvres ne sont plus de simples fraudes , mais des délits qui tombent sous les dispositions du code pénal.

Mais il ne suffit pas qu'une loi soit légitime et morale , il faut encore qu'elle soit nécessaire. Celle que nous réclamons est nécessaire dans l'intérêt du corps vétérinaire , dans l'intérêt de l'agriculture , dans l'intérêt de la fortune publique.

Elle est nécessaire dans l'intéret du corps vétérinaire parce que depuis quelques années les jeunes gens désertent nos écoles , à cause de la déplorable confusiou qui s'établit dans les esprits entre le vétérinaire diplômé et l'empirique ; à cause du défaut de sécurité qui résulte d'une protection inefficace.

Elle est nécessaire dans l'intérêt de l'agriculture parce qu'il importe que les vétérinaires puissent se multiplier dans les campagnes , pour que le cultivateur pauvre ait à sa disposition des secours efficaces lorsque ses bestiaux , c'est-à-dire , son principal moyen d'existence se trouve com. romis ; pour que les mesures prescrites par la science et la police sanitaire, soient appliquées en temps utiles lorsqu'une maladie épizootique menace de se répandre dans une contrée toute entière.

Il le faut encore pour que la voie des vétérinaires soit plus autorisées à donner des conseils utiles à l'appropriation , au perfectionnement des races, à l'application des méthodes de l'hygiène ; pour qu'ils puissent enfin devenir les missionnaires du progrès agricole , devoir dont l'accomplissement leur est imposé par la nature de leurs études, et facilité par les relations qui s'établissent entr'eux et les cultivateurs.

La loi est nécessaire dans l'intérêt de la fortune publique , parce que la valeur des bestiaux étant représentés, en France , par un capital de 5 à 6 milliards et un revenu annuel de 5 à 600 millions, il est de l'intérêt de l'État, il est de l'intérêt de tous qu'une source aussi considérable de prospérité ne soit pas livrée en des mains inhabiles.

Enfin , la loi dont il s'agit est opportune : On nous a opposé qu'elle n'était pas opportune parce que le nombre des vétérinaires n'était pas suffisant pour desservir toutes les localités , et que dans les pays pauvres surtout les empiriques pouvaient rendre quelques services en l'absence des premiers.

Cette objection nous jette dans un cercle vicieux parce qu'elle place l'effet avant la cause. Si les vétérinaires ne sont pas assez nombreux c'est qu'ils ne jouissent pas de la considération qu'ils méritent ; c'est que la concurrence de l'empirisme leur fait une position trop précaire. Commencez par faire preuve de bon vouloir. Relevez moralement la profession ; accordez une protection efficace, et vous verrez les jeunes gens se présenter en foule à nos écoles. Du reste, nous l'avons déjà dit , nous ne voulons qu'une loi transitoire, une loi qui respecte les positions acquises tout en supprimant les nullités.

Je voudrais avant de terminer , et pour appuyer mon opinion, vous faire entendre des voix plus autorisées que la mienne , parce qu'elles sont moins intéressées dans la question. Je me bornerai à vous citer quelques lignes tirées d'un discours prononcé au Sénat par le comte de Beaumont.

« Il faut reconnaître, dit M. le comte de Beaumont , que depuis les premières réclamations adressées aux Chambres , il y a en agriculture des progrès très considérables, que l'élève du bétail s'est généralisé, est devenu plus rationnel et , en même temps , s'est très-amélioré. Si nos campagnes avaient de bons vétérinaires, je suis convaincu qu'on éviterait des pertes considérables de bestiaux , et que toutes les fois qu'une maladie épizootique se déclarerait on y pourvoirait très-facilement. Mais, comme le dit le rapport, il manque tellement de vétérinaires, qu'on est obligé d'en envoyer dans les divers cantons où ces maladies se révèlent. Pourquoi manquent-ils ? ce n'est pas parce qu'il n'y a pas assez de sujets, mais c'est parce que les sujets qui sortent des trois écoles sont obligés , après un certain temps , d'abandonner la carrière n'ayant pas le moyen de vivre.

» Il faut donc que la législation leur assure une position, qu'elle fasse disparaître ces empiriques qui sont la peste de l'agriculture, qui lui coûtent fort cher et ne rendent aucun service.

» Je demande donc que la pétition que la commission propose de renvoyer au ministre de l'agriculture et du commerce soit prise en très-grande considération. Il y a là tout un avenir à créer pour notre agriculture ; elle le réclame depuis long-temps , et c'est avec force que je demande ce renvoi pour que l'étude arrive enfin à bon terme. »

Plus loin le cardinal Donnet ajoute :

« Rien n'est désolant comme l'état de nos campagnes , quand quelque grave épidémie sévit sur les animaux. Il faudrait recourir à l'homme qui, seul, peut apporter le remède, et cet homme ce serait le vétérinaire ; mais, comme dans un certain nombre de départements (on a parlé des départements de l'ouest et de l'est, je pourrais parler de ceux du midi) les vétérinaires sont fort rares, comme nous en sommes souvent témoins, c'est à l'empirique, c'est à l'homme aux sortiléges qu'on a recours. Il a su prendre, au grand détriment des principes de la loi et pour le malheur de l'homme des champs, un grand empire sur certaines populations.

« Ce serait à nous, dira-t on, à paralyser par l'influence salutaire de l'enseignement religieux un désordre qui a sa source dans la superstition, que nous cherchons à déraciner partout où notre voix peut se faire entendre. Mais là où nous sommes impuissants, l'action de la justice devrait se faire sentir. Pourquoi ne pas en agir à l'égard de l'empirique ou de l'homme aux sortiléges comme envers celui qui exerce la médecine sans brevet.

» Je demande donc si l'on ne pourrait pas recourir à l'administration, c'est-à-dire à messieurs les Préfets, pour qu'on sévisse dans les localités où les empiriques et les sorciers exercent encore leur coupable empirisme, en insultant à la civilisation et la véritable foi. Je demande dès lors le renvoi, non seulement à M. le ministre de l'agriculture, mais encore à monsieur le ministre de l'intérieur, par les raisons que je viens d'exposer. »

Mgr. Donnet se fait illusion en supposant que l'administration pourra faire cesser les manœuvres du charlatanisme. L'administration n'est forte que lorsqu'elle est armée d'une loi.

Mais, une dernière objection se présente à mon esprit. On nous accusera, peut-être, de viser au monopole. Si par ce mot l'on entend la concession d'un privilège en faveur d'une classe d'individus à l'exclusion des autres, nous répondrons qu'il ne peut y avoir monopole lorsqu'il s'agit d'un titre que tout le monde peut acquérir, moyennant certaines conditions de capacité. Mais si par monopole l'on entend la suprématie de la science sur la routine, du savoir sur l'ignorance, de la raison sur le sortilége, oui nous réclamons ce monopole-là. Nous le réclamons au nom de la morale, au nom de l'intérêt public, au nom de notre dignité professionnelle.

J'ai cherché à vous démontrer, Messieurs, la légitimité, la moralité, la nécessité et l'opportunité de la loi. Je ne sais si mes arguments vous auront suffisamment convaincus. Mais ce que je sais, c'est que je suis en présence d'hommes intelligents, chez lesquels je dois avoir éveillé assez de sympathie pour me croire autorisé à leur demander d'appuyer de leurs vœux les espérances que nous a fait concevoir la délibération du Sénat, et de les formuler dans une pétition adressée au nom de la Société d'Agriculture de Vaucluse à LL. Exc. les Ministres de l'Agriculture et de l'Intérieur.

VIAL, VÉT.,

V.-secrétaire de la Société d'Agriculture.

A la suite de la discussion, provoquée par la lecture de ce rapport, la Société adoptant ses conclusions, a décidé d'adresser la pétition suivante à LL. Exc. les Ministres précités.

Monsieur le Ministre,

La Société d'Agriculture de Vaucluse, a l'honneur d'exposer à votre Excellence que dans sa séance du 7 janvier 1862, elle a été amenée à formuler le vœu que la profession vétérinaire soit protégée par une loi contre les empiétements de l'empirisme.

Témoin, chaque jour, des services rendus par la médecine vétérinaire et animée du désir de voir cette science se perfectionner de plus en plus, parce qu'elle veille à la conservation du capital le plus important de l'agriculture, elle a pensé qu'il était de l'intérêt de cette dernière que son exercice ne fût confié qu'à des hommes dont la capacité fût garantie par un diplôme.

Les motifs qui ont déterminé la Société à prendre cette délibération sont exposés dans un rapport que nous adressons à Votre Excellence. Nous espérons qu'elle voudra bien nous donner un nouveau témoignage de sa sollicitude, en la prenant en sérieuse considération et en agissant de toute son influence pour hâter la promulgation d'une loi sur l'exercice de la médecine vétérinaire.

Nous avons l'honneur d'être, etc.

Les Membres du bureau de la Société d'Agriculture,

Mis DE L'ESPINE, président ; DE MONTVAL ; v.-président ; AUG. PICARD, v.-président ; VALAYER, v.-président ; M^{le} DE BALINCOURT, v.-président cantonal ; BESSE, secrétaire ; COURTET, secrétaire ; OLIVIER, archiviste ; H. BERTON, trésorier ; ALPHANDÉRY, secrétaire-archiviste ; C. VIAL, v.-secrétaire.

Avignon. — Imprimerie JACQUET, rue St-Marc, 22.

www.ingramcontent.com/pod-product-compliance
Lightning Source LLC
Chambersburg PA
CBHW070722160726
47998CB00025BA/1486